AF437158

CAMINAR HACIA LA SALUD
Moisés Morán Vega

Introducción

Caminar es una actividad física fácil y accesible para la mayoría de las personas, pero no debe subestimarse su impacto en la salud. Es un ejercicio de bajo impacto que puede tener una gran influencia en la mejora de la salud física y mental.

Caminar regularmente puede ayudar a bajar de peso, mejorar la circulación, fortalecer los huesos y músculos, y reducir el riesgo de enfermedades crónicas como la diabetes y enfermedades cardíacas. También puede ayudar a reducir el estrés, mejorar el estado de ánimo y aumentar la capacidad cognitiva.

Además, caminar es una forma económica y ecológica de desplazarse y puede ser incorporado fácilmente en la vida diaria, ya sea caminando a trabajar, haciendo una caminata durante el almuerzo o simplemente dando un paseo después de cenar.

Para obtener los beneficios de caminar, se recomienda hacerlo al menos 30 minutos al día, cinco días a la semana. Sin embargo, lo importante es aumentar, gradualmente, la cantidad de tiempo y la intensidad de caminar a medida que te sientas cómodo.

Caminar es una manera sencilla y eficaz de mejorar tu salud física y mental. Es una oportunidad para desconectar del estrés del día a día, disfrutar del aire libre y hacer ejercicio sin la necesidad de un gimnasio costoso o equipo especializado.

Con los beneficios a largo plazo del caminar, es una excelente manera de incluir actividad física en tu rutina diaria y mejorar tu calidad de vida.

La American Heart Association (AHA) recomienda que los adultos deben hacer al menos 150 minutos de ejercicio moderado o 75 minutos de ejercicio vigoroso cada semana. Esto equivale a caminar a un ritmo moderado durante al menos 30 minutos al día, cinco días a la semana. Sin embargo, es importante recordar que cualquier cantidad de actividad física es mejor que ninguna, por lo que, si no puede cumplir con estas recomendaciones, comience con cantidades menores y aumente gradualmente.

Además, se recomienda acompañarlo de un buen estilo de vida, una dieta balanceada, reducir el estrés y mantener un buen sueño, estas acciones ayudan mucho a tener un buen nivel de colesterol.

Por otro lado, caminar es una actividad humana que se ha practicado desde tiempos prehistóricos, y ha sido una forma importante de transporte, exploración y supervivencia a lo largo de la historia.

En la antigüedad, los humanos caminaban largas distancias para encontrar alimento y refugio, y también para viajar a nuevos territorios. Los caminantes eran especialmente importantes en las sociedades nómadas, ya que caminaban constantemente para seguir a sus rebaños.

En la Edad Media y en la época moderna, la caminata se convirtió en una forma común de viajar, especialmente en Europa, donde muchas personas caminaban para ir a trabajar, hacer negocios, y realizar peregrinaciones religiosas.

En la actualidad, caminar sigue siendo una forma común de ejercicio y transporte, y se ha convertido en una actividad popular para mantener la salud física y mental, y se ha convertido en una actividad recreativa tanto en la naturaleza como en ciudades. Muchas personas también practican el senderismo y trekking como una forma de aventura y exploración.

En general, caminar ha sido y sigue siendo una actividad humana fundamental, que ha acompañado a la humanidad a lo largo de su historia.

La salud y el caminar

Caminar es una forma eficaz y accesible de ejercicio que tiene múltiples beneficios para la salud. Algunos de los beneficios de caminar regularmente son:

- Mejora de la salud cardiovascular: Caminar ayuda a aumentar la frecuencia cardíaca y a mejorar la circulación sanguínea, lo que reduce el riesgo de enfermedades cardíacas y accidentes cerebrovasculares.
- Pérdida de peso y control del peso: Caminar es una forma baja de impacto de quemar calorías y puede ayudar a controlar o reducir el peso.
- Fortalecimiento de los huesos y músculos: Caminar es una forma de ejercicio de impacto bajo que puede ayudar a fortalecer los huesos y músculos, lo que puede prevenir la osteoporosis.
- Reducción del estrés: Caminar al aire libre puede ayudar a reducir el estrés y mejorar el estado de ánimo, ya que se relaja el cuerpo y se liberan endorfinas.
- Mejora de la salud mental: Caminar puede ayudar a reducir los síntomas de ansiedad y depresión, y mejorar el bienestar mental en general.
- Prevención de enfermedades crónicas: Caminar regularmente puede ayudar a prevenir enfermedades crónicas como la diabetes tipo 2 y la obesidad.

En resumen, caminar es una actividad fácil de hacer y de bajo impacto que tiene múltiples beneficios para la salud, tanto física como mental. Es recomendado caminar al menos 30 minutos al día, para poder obtener los beneficios mencionados, según las recomendaciones de la OMS.

Caminar e hipertensión

Caminar es una actividad física que puede ayudar a reducir la presión arterial y prevenir la hipertensión. Esto se debe a varios factores, incluyendo:

- Mejora de la circulación sanguínea: Caminar ayuda a aumentar el flujo de sangre a través de las arterias, lo que puede ayudar a reducir la resistencia vascular y, por lo tanto, la presión arterial.
- Pérdida de peso: Si caminas con regularidad y combinas con una dieta equilibrada puedes ayudar a perder peso, lo que a su vez puede ayudar a reducir la presión arterial.
- Reducción del estrés: Caminar ayuda a reducir el estrés y la ansiedad, que pueden aumentar la presión arterial.
- Ejercicios aeróbicos son los que mejor ayudan en este aspecto, como caminar.

Es importante señalar que caminar puede ayudar a prevenir la hipertensión y controlarla si ya se tiene. Sin embargo, si ya se tiene hipertensión, es recomendable que lo haga bajo supervisión médica y se ajusten las metas en función de la condición. Además, es recomendable combinarlo con un estilo de vida saludable, una dieta equilibrada y evitar los factores de riesgo.

Caminar y salud cardiovascular

Caminar es una actividad física de bajo impacto que puede tener un gran impacto en la salud cardiovascular. Algunos de los beneficios de caminar regularmente para la salud cardiovascular incluyen:

- Mejora del flujo sanguíneo: Caminar ayuda a aumentar el flujo de sangre a través del cuerpo, lo que puede mejorar la salud del corazón y los vasos sanguíneos.
- Reducción del colesterol: Caminar puede ayudar a reducir los niveles de colesterol "malo" (LDL) en la sangre, lo que puede disminuir el riesgo de enfermedades cardíacas.
- Control del peso: Caminar es una forma eficaz de quemar calorías y puede ayudar a controlar o reducir el peso, lo que reduce el riesgo de enfermedades cardíacas.
- Reducción del estrés: Caminar puede ayudar a reducir el estrés y la ansiedad, que pueden aumentar el riesgo de enfermedades cardíacas.
- Mejora de la capacidad pulmonar: Caminar ayuda a fortalecer los músculos respiratorios y mejorar la capacidad pulmonar, lo que puede mejorar el rendimiento cardiovascular.
- Mejora del estado de ánimo y reducción de ansiedad, depresión: Caminar es una forma efectiva de reducir el estrés y mejorar el estado de ánimo, lo que también puede tener un efecto positivo en la salud cardiovascular.

Es recomendable caminar al menos 30 minutos al día, según las recomendaciones de la OMS para poder obtener estos beneficios. Sin embargo, es importante que una persona consulte con su médico antes de comenzar cualquier programa de ejercicios si tiene una afección cardiovascular preexistente.

Caminar y salud mental

Caminar puede tener un impacto positivo en la salud mental de diversas formas:

Reducción del estrés: Caminar puede ayudar a reducir el estrés al liberar endorfinas, las hormonas del bienestar, que pueden mejorar el ánimo y reducir la ansiedad.

Mejora del estado de ánimo: Caminar puede ayudar a mejorar el estado de ánimo al liberar la energía acumulada, ayudando a liberar tensiones y mejorando el bienestar emocional.

Aumento de la autoestima: Caminar regularmente puede ayudar a mejorar la autoestima y la imagen de sí mismo al mejorar la salud física y el bienestar en general.

Reducción de la depresión: Caminar puede ayudar a reducir los síntomas de depresión, ya que el ejercicio físico puede ayudar a mejorar el ánimo y la confianza en uno mismo.

Mejora de la concentración: Caminar puede ayudar a mejorar la concentración al proporcionar un cambio de escenario y una distracción saludable que puede ayudar a limpiar la mente y mejorar la claridad mental.

Caminar, estrés y ansiedad

Caminar puede tener un gran impacto en la reducción del estrés y la ansiedad. Algunos de los beneficios de caminar para la salud mental incluyen:

- Liberación de endorfinas: Caminar ayuda a liberar endorfinas, también conocidas como hormonas de la felicidad, que pueden ayudar a mejorar el estado de ánimo y reducir el estrés.

- Estímulo de la relajación: Caminar en la naturaleza, especialmente en ambientes verdes, puede ayudar a reducir la tensión en el cuerpo y promover la relajación.
- Mejora de la cognición: El ejercicio físico como caminar ayuda a mejorar la memoria y el pensamiento, así como a reducir los síntomas de ansiedad y depresión.
- Estimulación del flujo de pensamientos: El caminar te permite despejar la mente y ayuda a disminuir el rumiado constante, lo que puede reducir la ansiedad.
- Distracción: El caminar te permite distraerte de tus problemas y preocupaciones, lo que puede ayudar a reducir el estrés y la ansiedad.

Caminar en la naturaleza es especialmente beneficioso para la salud mental, ya que el ambiente natural puede ayudar a reducir el estrés y la ansiedad. Es recomendable caminar al menos 30 minutos al día, para poder obtener estos beneficios, pero caminar más tiempo o con mayor intensidad puede ser aún más beneficioso. Sin embargo, es importante señalar que si sufre de ansiedad o depresión, es recomendable consultar con un profesional de la salud antes de comenzar cualquier programa de ejercicios.

Caminar y depresión

Caminar es una actividad física que puede tener un impacto positivo en la salud mental, especialmente en personas con depresión. Algunos de los beneficios de caminar para la salud mental incluyen:

- Liberación de endorfinas: Caminar ayuda a liberar endorfinas, también conocidas como hormonas de la felicidad, que pueden ayudar a mejorar el estado de ánimo y reducir los síntomas de depresión.
- Mejora de la cognición: El ejercicio físico como caminar ayuda a mejorar la memoria y el pensamiento, lo que puede ayudar a mejorar la cognición y reducir los síntomas de depresión.
- Estimulación de la relajación: Caminar en la naturaleza, especialmente en ambientes verdes, puede ayudar a reducir la tensión en el cuerpo y promover la relajación.
- Distracción: El caminar te permite distraerte de tus problemas y preocupaciones, lo que puede ayudar a reducir los síntomas de depresión.
- Mejora del sueño: El caminar puede ayudar a regular el ciclo del sueño, lo que puede ayudar a mejorar la calidad del sueño y reducir los síntomas de depresión.

Es recomendable caminar al menos 30 minutos al día, para poder obtener estos beneficios. Sin embargo, es importante señalar que si sufre de depresión, es recomendable consultar con un profesional de la salud antes de comenzar cualquier programa de ejercicios. Es posible que se necesite combinar el ejercicio con otras formas de tratamiento, como la terapia o medicación, para obtener los mejores resultados.

Caminar y osteoporosis

Caminar es una actividad física de bajo impacto que puede tener un impacto positivo en la prevención y tratamiento de la osteoporosis. Algunos de los beneficios de caminar para la salud ósea incluyen:

- Fortalecimiento de los huesos: Caminar es una forma de ejercicio de impacto bajo que puede ayudar a fortalecer los huesos, lo que puede prevenir la osteoporosis.
- Aumento de la densidad ósea: Caminar puede ayudar a aumentar la densidad ósea, lo que puede disminuir el riesgo de fracturas.
- Mejora de la postura: Caminar puede ayudar a mejorar la postura, lo que puede ayudar a reducir el riesgo de fracturas relacionadas con la osteoporosis.
- Mejora del equilibrio: Caminar puede ayudar a mejorar el equilibrio, lo que puede ayudar a reducir el riesgo de caídas y fracturas relacionadas con la osteoporosis.
- Mejora de la flexibilidad: Caminar puede ayudar a mejorar la flexibilidad, lo que puede ayudar a reducir el riesgo de fracturas relacionadas con la osteoporosis.

Es recomendable caminar al menos 30 minutos al día, según las recomendaciones de la OMS para poder obtener estos beneficios, pero es especialmente importante para las personas mayores o con riesgo de padecer osteoporosis. Sin embargo, es importante que una persona consulte con su médico antes de comenzar cualquier programa de ejercicios si tiene osteoporosis o riesgo de padecerla. También es importante seguir una dieta rica en calcio y vitamina D, nutrientes esenciales para el desarrollo y mantenimiento de los huesos.

Caminar y control del peso

Caminar es una forma efectiva de quemar calorías y puede ayudar en el control del peso. Al caminar se queman calorías y se puede contribuir a la pérdida de peso o mantenimiento del peso actual.

- Aumento del gasto energético: El caminar aumenta el gasto energético, lo que puede ayudar a quemar calorías y a reducir el peso.
- Mejora del metabolismo: El caminar ayuda a aumentar la masa muscular, lo que puede mejorar el metabolismo y ayudar a quemar más calorías en reposo.
- Reducción del apetito: El caminar puede ayudar a reducir el apetito, lo que puede contribuir a la pérdida de peso.
- Mejora del estado de ánimo: El caminar puede mejorar el estado de ánimo y disminuir el estrés, lo que puede ayudar a evitar la ingesta de comida como forma de consuelo.
- Mejora del sueño: El caminar puede ayudar a regular el ciclo del sueño, lo que puede ayudar a mejorar la calidad del sueño y reducir los antojos de comida.

Para lograr el control del peso es recomendable caminar al menos 30 minutos al día, según las recomendaciones de la OMS, especialmente si se combina con una dieta equilibrada y un estilo de vida saludable. Sin embargo, es importante recordar que caminar es solo una parte de un enfoque global para perder o mantener el peso. Es importante seguir una dieta saludable y hacer ejercicio regularmente para obtener resultados óptimos. Consulte a su médico o un profesional de la nutrición antes de comenzar cualquier programa de control de peso.

Caminar y colesterol

Caminar es una excelente forma de ejercicio para reducir los niveles de colesterol en sangre. La actividad física regular ayuda a aumentar el colesterol HDL (el «bueno») y disminuir el LDL (el "malo"). Además, caminar también ayuda a perder peso, lo cual también puede contribuir a mejorar los niveles de colesterol. Sin embargo, es importante seguir una dieta saludable y reducir el consumo de grasas saturadas y colesterol para obtener los mejores resultados en la reducción de los niveles de colesterol.

Caminar y diabetes

Caminar es una actividad física efectiva para las personas con diabetes, ya que ayuda a controlar los niveles de azúcar en sangre. Al caminar, el cuerpo utiliza el azúcar en sangre como combustible, lo que puede ayudar a reducir los niveles de azúcar en sangre y mejorar la sensibilidad a la insulina. Además, el ejercicio regular también puede ayudar a reducir el riesgo de complicaciones asociadas a la diabetes, como enfermedades del corazón, accidente cerebrovascular y daño a los riñones y los ojos. Es importante que las personas con diabetes consulten con su médico antes de comenzar un programa de ejercicios, especialmente si tienen complicaciones relacionadas con la diabetes o enfermedad cardiovascular.

Caminar y resistencia aeróbica

Caminar es una excelente forma de mejorar la resistencia aeróbica. La resistencia aeróbica se refiere a la capacidad del cuerpo para usar oxígeno para producir energía durante una actividad física prolongada. Caminar a un ritmo moderado o vigoroso, especialmente durante períodos de tiempo prolongados, puede ayudar a mejorar la resistencia aeróbica al aumentar la capacidad del corazón y los pulmones para suministrar oxígeno al cuerpo.

Caminar también puede ayudar a mejorar la eficiencia cardíaca, es decir, hacer que el corazón bombee más sangre con cada latido, lo que ayuda a mejorar la resistencia aeróbica. A medida que mejora la resistencia aeróbica, se puede caminar más rápido y durante períodos de tiempo más prolongados sin sentir fatiga.

La resistencia aeróbica mejora el rendimiento cardiovascular y respiratorio, el caminar es un ejercicio moderado que al realizarlo constantemente, se pueden notar los cambios en la capacidad del cuerpo para rendir, ya sea en un caminar más rápido, una caminata de mayor duración, etc.

La importancia de fortalecer la resistencia aeróbica

La resistencia aeróbica es importante para mantener una buena salud en general y prevenir enfermedades crónicas. Algunos de los beneficios de fortalecer la resistencia aeróbica incluyen:

- Mejorar la salud del corazón: Una mayor resistencia aeróbica se relaciona con un menor riesgo de enfermedad cardíaca, ya que el corazón y los pulmones trabajan de manera más eficiente para suministrar oxígeno al cuerpo.

- Mejorar la capacidad para hacer ejercicio: Una mayor resistencia aeróbica permite hacer ejercicio de manera más prolongada y eficiente, lo que ayuda a mejorar el rendimiento físico.
- Mejorar la salud mental: Una mayor resistencia aeróbica se relaciona con una mejor salud mental, ya que el ejercicio aeróbico ha sido demostrado como una manera eficaz de reducir el estrés y mejorar el estado de ánimo.
- Control del peso: Al fortalecer la resistencia aeróbica se queman calorías más rápido y se pierde peso de manera más eficiente.
- Mejorar la salud ósea: El ejercicio aeróbico ayuda a mejorar la salud ósea al aumentar la densidad mineral ósea y reducir el riesgo de osteoporosis.
- Mejorar la capacidad respiratoria: El fortalecimiento de la resistencia aeróbica ayuda a mejorar la capacidad respiratoria y aumentar la capacidad pulmonar.

En resumen, fortalecer la resistencia aeróbica es muy importante para una buena salud, tanto física como mental, y ayuda a prevenir enfermedades crónicas. El caminar es una excelente forma de mejorar la resistencia aeróbica, especialmente si se hace regularmente y se aumenta gradualmente la intensidad y duración del ejercicio.

Caminar y la resistencia anaeróbica

Caminar con intensidad y rapidez puede ser una forma efectiva de mejorar la resistencia anaeróbica.

La resistencia anaeróbica se refiere a la capacidad del cuerpo para realizar actividades intensas y de corta duración, como sprints o levantamiento de pesas, sin utilizar oxígeno. A medida que se mejora la resistencia anaeróbica, el cuerpo es capaz de realizar actividades de alta intensidad durante períodos más prolongados.

Caminar con intensidad puede mejorar la resistencia anaeróbica al aumentar la frecuencia cardíaca y la respiración. Esto puede lograrse caminando en pendientes o subiendo escaleras, caminando con pesas o aumentando la velocidad de caminata.

Aunque como hemos comentado, habrá que hacerlo a medida que vayamos cogiendo la forma física adecuada para poder ir aumentando la intensidad de nuestra caminata, siempre teniendo en cuenta nuestra capacidad.

Combinar caminar con ejercicios de fuerza

Combinar caminar con ejercicios de fuerza es una excelente manera de mejorar la salud en general y prevenir enfermedades crónicas. Los ejercicios de fuerza ayudan a fortalecer los músculos y los huesos, mientras que caminar ayuda a mejorar la resistencia aeróbica y la salud cardiovascular.

La combinación de estos dos tipos de ejercicio también puede ayudar a aumentar la quema de calorías y el control de peso, ya que los ejercicios de fuerza aumentan el metabolismo y ayudan a mantener un cuerpo más tonificado. Además, esta combinación también puede ayudar a mejorar la postura y la movilidad articular, ya que fortalecer los músculos ayuda a estabilizar las articulaciones y a prevenir lesiones.

Una estrategia posible para combinar caminar y ejercicios de fuerza es caminar durante algunos días a la semana y dedicar otros días a ejercicios de fuerza. Por ejemplo, se podría caminar durante 30 minutos cada lunes, miércoles y viernes, y luego hacer ejercicios de fuerza con pesas libres o máquinas de entrenamiento los martes, jueves y sábado. Sin embargo, es importante adaptar la rutina a las condiciones físicas de cada uno, y es recomendable consultar a un especialista o entrenador para desarrollar un plan de entrenamiento adecuado.

La importancia de los ejercicios de fuerza en la salud

Los ejercicios de fuerza son muy importantes para mantener una buena salud en general y prevenir enfermedades crónicas. Algunos de los beneficios de hacer ejercicios de fuerza regularmente incluyen:

- Fortalecimiento muscular: Los ejercicios de fuerza ayudan a aumentar la masa muscular, mejorar la resistencia y la fuerza de los músculos, especialmente en las piernas, núcleo, espalda y hombros.
- Fortalecimiento óseo: Los ejercicios de fuerza también ayudan a aumentar la densidad mineral ósea y reducir el riesgo de osteoporosis, especialmente en mujeres mayores.
- Control de peso: El fortalecimiento muscular aumenta el metabolismo y ayuda a quemar calorías, lo que puede ayudar a controlar el peso y prevenir la obesidad.

- Mejora de la postura: Los ejercicios de fuerza ayudan a estabilizar las articulaciones y mejorar la postura, lo que puede reducir el riesgo de lesiones y mejorar la apariencia física.
- Mejora de la salud mental: Los ejercicios de fuerza pueden ayudar a reducir el estrés y mejorar el estado de ánimo, lo que contribuye a una mejor salud mental.
- Mejora de la salud metabólica: El fortalecimiento muscular ayuda a controlar los niveles de azúcar en sangre, colesterol y triglicéridos, lo que ayuda a prevenir enfermedades metabólicas.

En resumen, los ejercicios de fuerza son muy importantes para una buena salud, ya que mejoran el rendimiento cardiovascular, respiratorio, articular, óseo, metabólico, y ayudan a prevenir enfermedades crónicas. Es importante adaptarlos a la capacidad y condición física individual, y contar con un especialista o entrenador para diseñar un plan de entrenamiento adecuado.

Caminar para combatir el sedentarismo

El sedentarismo, también conocido como inactividad física, se refiere al estilo de vida en el que una persona no obtiene la cantidad recomendada de ejercicio diario. Esto puede incluir actividades como sentarse en un escritorio todo el día, ver televisión o jugar videojuegos por largos períodos de tiempo, y no hacer suficiente ejercicio. Aunque el sedentarismo puede parecer un problema menor, en realidad tiene graves consecuencias para la salud.

Uno de los mayores riesgos del sedentarismo es el aumento de peso y la obesidad. Cuando no se mueve el cuerpo, no quema calorías, lo que puede conducir a un aumento de peso. Además, el sedentarismo también se ha relacionado con un mayor riesgo de enfermedades crónicas como la diabetes tipo 2, enfermedades del corazón, presión arterial alta y ciertos tipos de cáncer.

El sedentarismo también puede tener efectos negativos en la salud mental. La inactividad física se ha relacionado con un mayor riesgo de depresión, ansiedad y estrés. Además, el sedentarismo también puede aumentar la probabilidad de sufrir trastornos del sueño.

Para combatir el sedentarismo, es importante incorporar más actividad física en la vida diaria. Esto puede incluir caminar o andar en bicicleta en lugar de conducir, tomar las escaleras en lugar del ascensor, y hacer ejercicios de estiramiento y fortalecimiento en casa. También es importante tratar de reducir el tiempo dedicado a actividades sedentarias, como ver televisión o jugar videojuegos.

Además de cambiar los hábitos personales, también es importante fomentar un entorno activo. Esto incluye construir comunidades y ciudades más amigables para caminar y andar en bicicleta, y proporcionar oportunidades para el ejercicio en el lugar de trabajo y en las escuelas.

En resumen, el sedentarismo es un problema de salud importante que puede tener graves consecuencias para la salud física y mental. Incorporar más actividad física en la vida diaria y reducir el tiempo dedicado a actividades sedentarias es esencial para combatir el sedentarismo. Además, es importante fomentar un entorno activo para proporcionar oportunidades para el ejercicio y promover hábitos saludables.

Caminar es una forma simple y efectiva de combatir el sedentarismo. Es una actividad física de bajo impacto que puede ser realizada por personas de todas las edades y niveles de condición física. Caminar regularmente puede ayudar a mejorar la salud cardiovascular, fortalecer los huesos y músculos, y ayudar a controlar el peso.

Además, caminar al aire libre puede tener beneficios adicionales para la salud mental, ya que está relacionado con una reducción en los niveles de estrés y ansiedad, y un aumento en la sensación de bienestar.

Para incluir más caminatas en su estilo de vida, es importante hacer parte de su rutina diaria. Se pueden tomar caminatas cortas durante las pausas para el almuerzo en el trabajo, o caminar a la escuela o al trabajo en lugar de conducir. También se puede caminar en lugar de ver televisión o jugar videojuegos.

Es recomendable caminar al menos 30 minutos al día, pero se puede aumentar la cantidad de tiempo a medida que se aumenta la condición física. Es importante recordar que caminar es solo una parte de un estilo de vida activo, y es importante combinarlo con otros tipos de ejercicios y actividades físicas para obtener los mejores resultados.

En conclusión, caminar es una forma fácil y efectiva de combatir el sedentarismo y mejorar la salud en general. Es importante hacerlo parte de la rutina diaria y combinarlo con otros ejercicios y actividades físicas para obtener los mejores resultados.

Caminar y tercera edad

El ejercicio físico es esencial para mantener una buena salud en la tercera edad. A medida que envejecemos, nuestro cuerpo experimenta cambios naturales que pueden afectar nuestra capacidad para realizar actividades cotidianas y disfrutar de una vida activa. El ejercicio regular puede ayudar a combatir estos cambios y mejorar nuestra calidad de vida.

El ejercicio puede ayudar a mejorar la movilidad, la flexibilidad, la resistencia cardiovascular y la fuerza muscular. Esto es especialmente importante en la tercera edad, ya que estos cambios pueden aumentar el riesgo de caídas y lesiones. Además, el ejercicio regular puede ayudar a mejorar la salud mental, el estado de ánimo y el bienestar general.

El ejercicio también puede ayudar a prevenir enfermedades crónicas como la diabetes, la obesidad y la enfermedad cardiovascular. Estas enfermedades son comunes en la tercera edad y pueden tener graves consecuencias para la salud. El ejercicio regular puede ayudar a controlar los niveles de azúcar en sangre, reducir el riesgo de enfermedad cardíaca y mejorar la salud metabólica en general.

Sin embargo, es importante señalar que no todos los tipos de ejercicios son adecuados para las personas mayores. Es esencial consultar con un médico antes de comenzar cualquier programa de ejercicios, especialmente si se tiene alguna afección de salud. Los ejercicios de bajo impacto, como caminar, nadar o hacer yoga, son excelentes opciones para las personas mayores. Estos ejercicios son fáciles de realizar, seguros y pueden ayudar a mejorar la salud de manera gradual y sostenible.

Además de los ejercicios físicos, es importante recordar que una dieta saludable también es esencial para mantener una buena salud en la tercera edad. Una dieta equilibrada rica en frutas, verduras, proteínas y carbohidratos complejos puede ayudar a mantener el peso saludable y mejorar la salud en general. También es importante evitar el consumo excesivo de alimentos procesados y azúcar, ya que esto puede aumentar el riesgo de enfermedad.

Caminar es una forma segura y efectiva de ejercitarse en la tercera edad. Es un ejercicio de bajo impacto que puede ayudar a mejorar la movilidad, la flexibilidad, la resistencia cardiovascular y la fuerza muscular. Además, caminar es fácil de realizar y se puede adaptar a cualquier nivel de condición física.

Uno de los mayores beneficios de caminar en la tercera edad es que puede ayudar a prevenir caídas y lesiones. A medida que envejecemos, nuestra capacidad para mantener el equilibrio y la coordinación puede disminuir, lo que aumenta el riesgo de caídas. Caminar regularmente puede ayudar a fortalecer los músculos de las piernas y mejorar la capacidad para mantener el equilibrio, lo que reduce el riesgo de caídas y lesiones.

Otro beneficio importante de caminar en la tercera edad es que puede ayudar a mejorar la salud cardiovascular. Caminar es un ejercicio aeróbico que aumenta el ritmo cardíaco y mejora la circulación sanguínea. Esto puede ayudar a reducir el riesgo de enfermedad cardíaca y mejorar la salud en general.

Además de los beneficios físicos, caminar también puede ayudar a mejorar la salud mental y el estado de ánimo en la tercera edad. Caminar al aire libre puede ayudar a reducir el estrés y mejorar el estado de ánimo. También puede ayudar a combatir la depresión y la ansiedad.

Es importante recordar que antes de comenzar cualquier programa de ejercicios, es esencial consultar con un médico, especialmente si se tiene alguna afección de salud. Una vez que se tiene el visto bueno del médico, se puede comenzar con caminatas cortas y gradualmente aumentar la distancia y la velocidad a medida que se mejora la condición física. Es importante usar zapatos cómodos y adecuados para caminar, y usar protección solar si se camina al aire libre durante el día.

Caminar también puede ser una excelente forma de socializar en la tercera edad. Se pueden unir a grupos de caminantes o caminar con amigos y familiares. Además, caminar en un parque o en un sendero natural puede ser una excelente forma de disfrutar de la belleza de la naturaleza y mejorar el bienestar físico y personal.

Caminar en la infancia

Caminar es una de las actividades más simples y naturales que podemos hacer a lo largo de nuestra vida. Sin embargo, durante la niñez, caminar adquiere un significado especial ya que es una de las primeras habilidades que los niños aprenden a dominar. A medida que los niños aprenden a caminar, también están aprendiendo a desarrollar su equilibrio y coordinación, así como a fortalecer sus músculos y huesos.

Caminar es esencial para el desarrollo físico y psicológico de los niños. Al caminar, los niños están expuestos a diferentes entornos y estímulos, lo que les permite desarrollar su curiosidad y su capacidad de exploración. Además, caminar les permite a los niños desarrollar su confianza y su independencia, ya que aprenden a moverse por sí mismos sin depender de los adultos.

La caminata es una actividad divertida para los niños y les permite desarrollar su creatividad y su imaginación. Por ejemplo, un niño puede convertir una simple caminata en una aventura en la selva, o puede inventar un juego en el que él y sus amigos buscan tesoros escondidos. Además, caminar les permite a los niños interactuar con otros niños y adultos y aprender a trabajar en equipo.

Caminar también es esencial para el desarrollo cognitivo de los niños. Al caminar, los niños están expuestos a diferentes estímulos visuales, auditivos y táctiles, lo que les permite desarrollar su capacidad de atención y concentración. Además, caminar les permite a los niños desarrollar su memoria ya que deben recordar dónde están y cómo llegar a su destino.

Por último, caminar es esencial para el desarrollo emocional de los niños. Al caminar, los niños pueden liberar su energía y desarrollar su capacidad para manejar sus emociones. Además, caminar les permite a los niños desarrollar su capacidad para relacionarse con los demás y aprender a expresar sus sentimientos de manera saludable.

En conclusión, caminar es una actividad esencial para el desarrollo de los niños. A medida que los niños aprenden a caminar, también están aprendiendo a desarrollar su equilibrio y coordinación, así como a fortalecer sus músculos y huesos.

Caminar en familia

Caminar en familia es una excelente manera de pasar tiempo juntos mientras se mejora la salud física y mental. Es una actividad fácil de hacer, no requiere habilidades especiales y es accesible para todas las edades y niveles de condición física.

Caminar juntos como familia tiene muchos beneficios. En primer lugar, ayuda a mejorar la salud física de todos los miembros de la familia. Caminar es una actividad cardiovascular suave que puede ayudar a reducir el riesgo de enfermedades cardíacas, diabetes y obesidad. Además, caminar al aire libre puede mejorar la salud mental al proporcionar un cambio de escenario y una oportunidad para desconectar del estrés cotidiano.

Caminar en familia también es una excelente manera de fomentar la comunicación y la conexión entre los miembros de la familia. Puede ser una oportunidad para hablar sobre el día, compartir pensamientos y sentimientos, y simplemente disfrutar del tiempo juntos sin distracciones.

Además, caminar en familia puede ser una forma divertida de explorar el entorno local. Pueden visitar parques, senderos naturales, y otros lugares interesantes en su área. Es una oportunidad para aprender sobre la naturaleza y la historia local, y también puede ser una oportunidad para enseñar a los niños sobre la importancia de cuidar el medio ambiente.

Para maximizar los beneficios de caminar en familia, es importante elegir un lugar seguro y adecuado para caminar. También es importante llevar agua y protegerse del sol. Es recomendable usar ropa cómoda y zapatos adecuados para caminar.

En conclusión, caminar en familia es una excelente manera de pasar tiempo juntos, mejorar la salud física y mental, y fortalecer los lazos familiares. Es una actividad fácil de hacer, accesible para todas las edades y niveles de condición física, y puede ser una oportunidad para explorar el entorno local y aprender sobre la naturaleza y la historia local. Así que, planifica una caminata en familia y disfruta de los beneficios juntos.

La respiración al caminar

La respiración es un proceso vital para la vida humana y es esencial para mantener un buen equilibrio entre oxígeno y dióxido de carbono en nuestro cuerpo. La forma en que respiramos mientras caminamos puede tener un gran impacto en nuestra salud y bienestar.

La respiración diafragmática es considerada la forma más eficiente de respirar ya que utiliza el diafragma, un músculo ubicado en la parte inferior del tórax, para expandir el tórax y permitir que el aire entre en los pulmones. Esta técnica de respiración se relaciona con una mayor oxigenación de los músculos, lo que ayuda a mejorar la resistencia y el rendimiento durante la actividad física.

La técnica de respiración diafragmática se puede practicar durante la caminata, alineando la respiración con el ritmo de los pasos. Es importante inspirar por la nariz y espirar por la boca, permitiendo que el diafragma se expanda completamente en la inspiración y se contraiga en la espiración. Esto ayuda a relajar los músculos y aumentar el flujo de aire en los pulmones.

Además, al respirar profundamente y lentamente, se puede reducir el estrés y la ansiedad, mejorando así la concentración y la atención en la caminata. También se puede reducir la tensión en los hombros y el cuello, lo que ayuda a prevenir lesiones y dolores musculares. La respiración nasal también tiene beneficios para la salud al caminar. La nariz tiene una serie de mecanismos de defensa, como los cilios y los filtros, que ayudan a limpiar, calentar y humedecer el aire antes de que entre en los pulmones. Esto ayuda a prevenir infecciones respiratorias y alergias.

Sin embargo, es importante tener en cuenta que respirar por la boca puede ser necesario en ciertas situaciones, como en caso de esfuerzos extremos o en ambientes con baja calidad del aire.

En resumen, la respiración es un aspecto importante a tener en cuenta al caminar ya que puede ayudar a mejorar el rendimiento físico, reducir el estrés y la ansiedad, prevenir lesiones y dolores musculares, y mejorar la salud en general. La técnica de respiración diafragmática y nasal son técnicas efectivas que se pueden practicar durante la caminata para obtener estos beneficios.

El ritmo al caminar

El ritmo al caminar es un aspecto importante de la marcha humana. Es la velocidad y el patrón con el que nuestros pies golpean el suelo mientras caminamos. El ritmo al caminar puede variar de persona en persona y puede ser influenciado por factores como la edad, el estado físico y las condiciones del terreno.

Un ritmo al caminar normal se considera entre 100 y 130 pasos por minuto. Sin embargo, algunas personas pueden tener un ritmo al caminar más rápido o más lento, y esto puede ser indicativo de un problema de salud subyacente. Por ejemplo, un ritmo al caminar muy lento puede ser un signo de debilidad muscular o problemas de equilibrio, mientras que un ritmo al caminar muy rápido puede indicar ansiedad o un trastorno del movimiento.

El ritmo al caminar también puede ser influenciado por el entorno en el que se encuentra la persona. Por ejemplo, caminar en un terreno desigual o en pendiente puede afectar el ritmo al caminar de una persona. Además, el ritmo al caminar también puede ser afectado por el uso de dispositivos ortopédicos, como muletas o andadores, así como por el uso de medicamentos que afectan el sistema nervioso.

En resumen, el ritmo al caminar es un aspecto importante de la marcha humana. Puede variar de persona en persona y puede ser influenciado por factores como la edad, el estado físico y las condiciones del terreno. Un ritmo al caminar normal se considera entre 100 y 130 pasos por minuto, pero un ritmo al caminar muy rápido o muy lento puede ser indicativo de un problema de salud subyacente.

Caminar y alimentación

La alimentación juega un papel importante en la salud en general y en el éxito de un programa de ejercicios como caminar. Algunos consejos para combinar una dieta saludable con caminar incluyen:

- Consumir una variedad de frutas, verduras, granos enteros, proteínas magras y grasas saludables. Esto proporcionará los nutrientes necesarios para mantener el cuerpo saludable y brindar energía durante el ejercicio.
- Consumir una cantidad suficiente de carbohidratos para proporcionar energía durante el ejercicio. Los carbohidratos son la principal fuente de energía para el cuerpo durante el ejercicio aeróbico, así que es importante asegurarse de consumir suficientes antes y después del ejercicio.
- Beber suficiente agua para mantenerse hidratado durante el ejercicio. El caminar puede ser deshidratante, especialmente si se hace en climas cálidos o húmedos, por lo que es importante beber suficiente agua antes, durante y después del ejercicio.
- Evitar los alimentos procesados y altos en grasas saturadas, azúcares y sodio, ya que estos pueden contribuir a problemas de salud relacionados con el corazón y el peso.
- Comer una merienda ligera antes del ejercicio si se va a caminar por más de una hora. Los alimentos ricos en carbohidratos y proteínas como frutas, yogur o pan integral con queso bajo en grasa son una excelente opción.

En resumen, caminar y una alimentación saludable van de la mano. Una dieta equilibrada y una buena hidratación pueden ayudar a mejorar el rendimiento y los resultados del ejercicio, y mantener una buena salud en general. Es importante adaptar la alimentación a cada uno y al ejercicio que vayamos a realizar.

¿Comer antes o después de caminar?

Comer antes o después de caminar puede depender de tus objetivos de ejercicio y de tus preferencias personales. Algunas cosas a considerar incluyen:

Comer antes de caminar: Si estás caminando para mejorar la resistencia aeróbica o para quemar calorías, es recomendable comer una comida ligera al menos 1-2 horas antes de caminar. Esto te proporcionará energía para el ejercicio y te ayudará a quemar grasas en lugar de carbohidratos.

Comer después de caminar: Si estás caminando para relajarte o para mejorar la flexibilidad y la movilidad articular, es recomendable esperar unos minutos después de caminar antes de comer para evitar mareos o náuseas.

Comer antes y después de caminar: Si estás caminando para mejorar la masa muscular o para mejorar la fuerza, es recomendable comer una comida rica en proteínas tanto antes como después de caminar. Esto te ayudará a construir músculo y a recuperarte rápidamente después del ejercicio.

Escuchar a tu cuerpo: Es importante escuchar a tu cuerpo y elegir el momento de comer según las necesidades individuales. Si no tienes hambre antes de caminar o no puedes digerir una comida grande antes de caminar, es mejor esperar a comer después de caminar.

En resumen, comer antes o después de caminar dependerá de tus objetivos de ejercicio y de tus preferencias personales, pero siempre es importante escuchar a tu cuerpo y adaptarlo a las necesidades individuales.

¿Caminar en ayunas?

Caminar en ayunas puede tener algunos beneficios para la salud, pero también puede tener algunos riesgos si no se toman las precauciones necesarias. Algunas cosas a considerar al caminar en ayunas incluyen:

- Pérdida de grasa: Caminar en ayunas puede ayudar a quemar grasas en lugar de carbohidratos, ya que el cuerpo tiene menos energía disponible y tiene que recurrir a las reservas de grasa.
- Mejora del metabolismo: Caminar en ayunas puede ayudar a mejorar el metabolismo, ya que el cuerpo tiene que trabajar más duro para obtener energía.
- Problemas de bajada de azúcar: Caminar en ayunas puede causar problemas de bajada de azúcar en la sangre si no se toman las precauciones necesarias. Es importante asegurarse de tener un buen nivel de azúcar en la sangre antes de caminar, especialmente si se tiene diabetes o se sospecha de ella.
- Sensación de debilidad o mareo: Caminar en ayunas puede causar sensación de debilidad o mareo si no se ha tenido suficiente energía para el ejercicio.
- Escuchar a tu cuerpo: Es importante escuchar a tu cuerpo y elegir el momento de caminar según las necesidades individuales. Si no te sientes bien caminando en ayunas, es mejor esperar hasta después de haber comido.

En resumen, caminar en ayunas puede tener algunos beneficios, pero es importante tomar en cuenta las recomendaciones anteriores.

¿Caminar después de comer?

Caminar después de haber comido también tiene sus propios beneficios y desventajas. Algunas cosas a considerar incluyen:

- Digestión: Caminar después de haber comido puede ayudar a la digestión y mejorar el tránsito intestinal. El movimiento ayuda a impulsar los alimentos a través del tracto digestivo y puede mejorar la absorción de nutrientes.
- Mejora del rendimiento: Después de haber comido, el cuerpo tiene más energía disponible para el ejercicio, lo que puede mejorar el rendimiento y la resistencia.
- Problemas de digestión: Caminar inmediatamente después de haber comido puede causar problemas de digestión, como acidez estomacal o hinchazón. Es recomendable esperar unos 30 minutos a 1 hora después de haber comido para permitir que el cuerpo complete la digestión antes de empezar a caminar.
- Calorías: caminar después de haber comido te permitirá quemar calorías, especialmente si has comido una comida rica en carbohidratos o grasas.
- Escuchar a tu cuerpo: Como en todo, es importante escuchar a tu cuerpo y elegir el momento de caminar según las necesidades individuales.

La hidratación al caminar

La hidratación es esencial para mantenerse saludable mientras se realiza ejercicio, incluyendo caminar. Algunas cosas a tener en cuenta para mantenerse hidratado mientras se caminan incluyen:
Beber suficiente agua antes, durante y después de la caminata: Es importante beber suficiente agua antes de comenzar a caminar para

evitar la deshidratación, y continuar bebiendo durante y después de la caminata para reemplazar los líquidos perdidos.

Ajustar la cantidad de agua según el clima: Es importante ajustar la cantidad de agua que se consume según el clima. Si hace calor y húmedo, es posible que sea necesario beber más agua que si hace frío y seco.

Consumir alimentos con alto contenido de agua: Consumir alimentos con alto contenido de agua, como frutas y verduras, puede ayudar a mantenerse hidratado mientras se camina.

Escuchar a tu cuerpo: Si sientes sed o tienes signos de deshidratación como orina oscura o poco frecuente, es importante beber más agua.

Llevar una botella de agua: Si se va a caminar por más de 30 minutos, es recomendable llevar una botella de agua para poder beber según sea necesario.

En resumen, mantenerse hidratado mientras se camina es esencial para evitar problemas de salud y mejorar el rendimiento. Es importante asegurarse de beber suficiente agua antes, durante y después de la caminata y adaptarla al clima y las necesidades individuales.

Otros aspectos a tener en cuenta al caminar

¿A qué hora voy a caminar?

La hora ideal para caminar puede variar dependiendo de las preferencias personales y de la disponibilidad. Sin embargo, hay algunos factores a tener en cuenta al elegir la hora para caminar:

El clima: Es importante evitar caminar en climas extremos, como el calor o la humedad excesiva, ya que esto puede ser deshidratante y peligroso para la salud. También es recomendable evitar caminar en climas fríos o húmedos si se tienen problemas de salud respiratorios.

El tráfico: Si se va a caminar en la calle, es importante evitar las horas punta para evitar el tráfico y aumentar la seguridad.

La rutina personal: Es importante elegir una hora para caminar que sea compatible con la rutina personal, para asegurar que se pueda cumplir el plan de ejercicios con regularidad.

Los niveles de energía: Algunas personas se sienten más activas y con más energía por la mañana, mientras que otras prefieren hacer ejercicio por la tarde o por la noche. Es importante elegir una hora para caminar cuando se tenga más energía y disposición.

Hay algunas consideraciones que debes tener en cuenta a la hora de programar tu caminata:

Si estás buscando mejorar la resistencia aeróbica, es recomendable caminar por un período prolongado de tiempo en lugar de hacer una caminata corta y más intensa.

Si estás buscando mejorar la flexibilidad y la movilidad articular, es mejor caminar después de hacer estiramientos, ya que la caminata puede ayudar a aumentar la circulación y mejorar la flexibilidad.

Si estás buscando mejorar la salud cardiovascular, es recomendable caminar a un ritmo moderado y hacerlo de forma regular, ya sea en la mañana, en la tarde o en la noche.

Si estás buscando relajarte y reducir el estrés, es mejor caminar por la tarde o por la noche.

Caminar en compañía

Caminar en compañía puede ser beneficioso para varias razones:

- Puede ayudar a motivarte a mantenerte comprometido con tu programa de caminatas. Tener a alguien con quien hablar y compartir tus progresos puede hacer que el ejercicio sea más agradable y ayudarte a mantener tu motivación.
- Puede proporcionar una mayor seguridad. Caminar con un compañero especialmente en zonas poco transitadas o de noche, puede aumentar tu seguridad y tranquilidad.
- Puede proporcionar una mayor diversión. Caminar con amigos o familiares puede ser más divertido que hacerlo solo, ya que puedes disfrutar de la compañía y del tiempo juntos.
- Puede ayudar a mejorar la socialización y relaciones interpersonales. Caminar con otras personas puede ayudar a mejorar tus habilidades sociales y relaciones interpersonales.
- Puede proporcionar un apoyo en la adherencia al ejercicio. Compartir las caminatas con otra persona ayuda a tener un compromiso mutuo y mejorar la adherencia al ejercicio.

En resumen, caminar en compañía puede tener muchos beneficios adicionales al simple ejercicio físico.

Caminar de día o de noche

Caminar tanto de día como de noche tiene sus propios beneficios y desventajas. Algunas cosas a considerar al elegir caminar de día o de noche incluyen:

- Seguridad: Caminar de día es generalmente más seguro, ya que hay más luz natural y es más fácil ver las superficies del camino y los obstáculos potenciales. Sin embargo, esto no significa que caminar de noche sea inseguro. Si se va a caminar de noche, es importante elegir rutas bien iluminadas y tener en cuenta la seguridad de la zona.
- Temperatura: Caminar de día puede ser más cómodo en climas cálidos ya que se evita el calor del día, y puede ser más fresco. Sin embargo, caminar de noche puede ser agradable en climas más frescos.
- Problemas de salud: Si se tiene problemas de salud que afecten a la visión, como cataratas o degeneración macular, es posible que sea más fácil caminar de día. Sin embargo, si se tiene problemas de salud que afecten a la concentración, como el insomnio, puede ser mejor caminar de noche para ayudar a relajarse.
- Problemas de tráfico: Caminar de día puede ser más fácil si se vive en un área con tráfico pesado ya que es más fácil ver los vehículos y evitarlos. Sin embargo, caminar de noche puede ser más tranquilo y silencioso si se vive en una zona ruidosa.

En resumen, caminar de día o de noche depende de las preferencias y condiciones individuales. Es importante elegir una hora que sea conveniente para ti y que te permita cumplir con tus objetivos.

¿Caminar en la ciudad o en campo?

Caminar en campo o ciudad tienen sus propios beneficios y desventajas. Algunas cosas a considerar incluyen:

- Conectarse con la naturaleza: Caminar en el campo permite conectarse con la naturaleza, rodearse de un ambiente tranquilo y relajante, y disfrutar de un cambio de escenario.
- Mejora del estado de ánimo: Caminar en el campo puede mejorar el estado de ánimo y ayudar a reducir el estrés y la ansiedad.
- Falta de distracciones: Caminar en el campo puede ser menos distractor y ayudar a mejorar la concentración.
- Protección de la salud: Caminar en el campo puede ser menos contaminado y puede ayudar a proteger la salud física y mental.
- Acceso a más variedad de rutas: Caminar en ciudad permite acceder a más variedad de rutas, como parques, senderos urbanos y caminos peatonales, pudiendo variar la ruta y no caer en la monotonía.
- Más fácil de realizar: Caminar en ciudad es más fácil de realizar debido a que no necesitas viajar lejos para llegar a tu punto de destino.
- Más seguro: Caminar en ciudad es más seguro debido a que hay más gente alrededor, lo que puede ayudar a disminuir el riesgo de incidentes.

En resumen, caminar en campo o ciudad tiene sus propios beneficios y desventajas, pero ambas opciones pueden ser beneficiosas para la salud física y mental. Elige la que más te guste o se acerque a tus objetivos.

Caminar en el campo

Caminar en el campo es una actividad que ofrece muchos beneficios para la salud física y mental. Está comprobado que el contacto con la naturaleza tiene un efecto positivo en la salud, ya que ayuda a reducir el estrés, la ansiedad y la depresión, así como a mejorar la concentración y el rendimiento cognitivo.

Para empezar, caminar en el campo es una excelente forma de hacer ejercicio. Es una actividad de bajo impacto que puede ser disfrutada por personas de todas las edades y niveles de condición física. Además, al estar al aire libre, se evita la monotonía de hacer ejercicios en un gimnasio o en un parque urbano. Los caminos de campo son una excelente opción para caminar, ya que ofrecen una variedad de terrenos, desde caminos llanos hasta subidas y bajadas. Esto permite trabajar diferentes grupos musculares y quemar más calorías.

Además de los beneficios físicos, caminar en el campo también tiene beneficios mentales. Está comprobado que el contacto con la naturaleza tiene un efecto relajante en el cuerpo y la mente. La vista de los árboles, los arbustos y las flores, el sonido de los pájaros y el canto de los grillos, y el aroma de la hierba fresca, son algunos de los estímulos que ayudan a reducir el estrés y la ansiedad. Esto puede ser especialmente beneficioso para personas que viven en entornos urbanos y que pasan la mayor parte de su tiempo en interiores.

Caminar en el campo también puede ser una excelente oportunidad para desconectar de la vida cotidiana y disfrutar de la tranquilidad y la belleza de la naturaleza. Puede ser un momento para reflexionar, meditar y encontrar la paz interior. Además, puede ser una excelente oportunidad para estar en familia o con amigos y disfrutar de un momento de convivencia.

Sin embargo, es importante seguir algunas precauciones al caminar en el campo. Es recomendable llevar zapatos cómodos y adecuados para caminar en terreno irregular, así como ropa y accesorios adecuados para el clima. Es importante llevar agua y protegerse del sol, especialmente en días calurosos. Es importante también conocer el terreno y el clima, y estar preparado para cualquier emergencia.

Caminar en la ciudad

Caminar en la ciudad puede ser una experiencia maravillosa y estimulante, pero también puede ser estresante y peligroso si no se toman las precauciones adecuadas. Una de las principales ventajas de caminar en la ciudad es el ejercicio físico que se obtiene. Caminar es una forma fácil y accesible de ejercitar el cuerpo, y caminar en la ciudad proporciona un ambiente diverso y emocionante para hacerlo.

Además de ser bueno para la salud física, caminar en la ciudad también puede ser beneficioso para la salud mental. El caminar al aire libre puede ayudar a reducir el estrés y la ansiedad, y estar rodeado de la actividad y el bullicio de la ciudad puede ser estimulante y motivador.

Caminar en la ciudad también es una forma ecológica y sostenible de desplazarse. A menudo, caminar es más rápido y más fácil que conducir o tomar transporte público en áreas densamente pobladas, y no contribuye a la contaminación del aire o al cambio climático.

Sin embargo, caminar en la ciudad también tiene sus desventajas. El tráfico intenso y el ruido pueden ser abrumadores, y la falta de aceras y pasos peatonales seguros puede hacer que sea peligroso caminar en algunas áreas. Los peatones también deben estar atentos a los conductores distraídos y a los semáforos de tráfico.

Para asegurarse de tener una experiencia segura y agradable al caminar en la ciudad, es importante tomar precauciones como usar ropa y calzado reflectante por la noche, estar atento al tráfico y a los semáforos, y caminar por las aceras y pasos peatonales seguros. También es recomendable planificar una ruta antes de salir y llevar una botella de agua y un teléfono móvil con usted en caso de emergencia.

En resumen, caminar en la ciudad puede ser una excelente forma de ejercitar el cuerpo y la mente, así como una forma sostenible de desplazarse. Sin embargo, es importante tomar precauciones para garantizar la seguridad y disfrutar de la experiencia.

Caminar en la playa

Caminar en la playa puede ser una experiencia muy agradable y beneficiosa para la salud. Algunas cosas a considerar incluyen:

- Mejora de la salud cardiovascular: Caminar en la playa puede ser una forma de ejercicio de resistencia, ya que la arena suelta y el desnivel hacen que sea más difícil caminar y pueden aumentar la frecuencia cardíaca y el gasto calórico.

- Beneficios del sol y el aire fresco: Caminar en la playa permite exponerse al sol y al aire fresco, lo que puede ayudar a mejorar el estado de ánimo y aumentar la vitamina D.

- Beneficios para los pulmones: el aire marítimo contiene iones negativos, los cuales se han relacionado con mejorar la salud respiratoria y ayudar a combatir la depresión, ansiedad y estrés.

- Estimulación auditiva: Caminar en la playa permite escuchar el sonido de las olas del mar, lo que puede proporcionar una distracción saludable y ayudar a mejorar la concentración.

- Mejora del equilibrio: Caminar en la playa requiere de un mayor esfuerzo para mantener el equilibrio debido a la naturaleza cambiante de la arena, lo que puede ayudar a mejorar el equilibrio y prevenir caídas.
- Escuchar a tu cuerpo: Caminar en la playa puede ser más exigente que caminar en una superficie plana, así que es importante escuchar a tu cuerpo y adaptar la intensidad del ejercicio según tus necesidades.

¿Caminar con música o sin música?

Caminar y escuchar música pueden ser una combinación beneficiosa ya que la música puede ayudar a motivar y mejorar el rendimiento durante el ejercicio. Algunas de las ventajas de caminar con música incluyen:

- Aumento de la motivación: La música puede ayudar a aumentar la motivación al proporcionar un ritmo y un sonido para seguir mientras se camina.
- Mejora del rendimiento: La música puede ayudar a mejorar el rendimiento al proporcionar un ritmo para mantener el paso y alentar a aumentar el ritmo y la velocidad.
- Distracción: La música puede ayudar a distraer la mente de las molestias físicas y la fatiga que pueden sentirse durante la caminata
- Reducción del estrés: La música puede ayudar a reducir el estrés al proporcionar una distracción y ayudar a liberar tensiones.
- Mejora del estado de ánimo: La música puede ayudar a mejorar el estado de ánimo porque se combinan muchos factores psicológicos que contribuyen a subir el estado de ánimo.

- Personalización de la experiencia: Escuchar música, tu propia música personaliza la caminata y la hace más agradable.

Caminar y la armonía con uno mismo

Caminar y estar en armonía con el entorno puede tener un impacto positivo en la salud mental y física. Algunas cosas a considerar incluyen:

- Conectarse con la naturaleza: Caminar al aire libre y rodearse de la naturaleza puede ayudar a reducir el estrés y mejorar el bienestar emocional al proporcionar un cambio de escenario y un ambiente relajante.
- Mejora de la salud mental: Caminar en armonía con el entorno puede ayudar a mejorar la salud mental al proporcionar una distracción saludable y al reducir el estrés y la ansiedad.
- Reducción del ruido: Caminar en armonía con el entorno puede ayudar a reducir el ruido y el estrés ambiental al alejarse de las áreas urbanas y rodearse de un ambiente más tranquilo.
- Aumento de la creatividad: Caminar en armonía con el entorno puede ayudar a aumentar la creatividad al proporcionar un cambio de escenario y un ambiente estimulante.
- Mejora de la salud física: Caminar en armonía con el entorno puede ayudar a mejorar la salud física al proporcionar un ambiente natural para hacer ejercicio.

En resumen, caminar y estar en armonía con el entorno puede tener un impacto positivo en la salud mental y física, al proporcionar un ambiente relajante y tranquilo, mejorar el bienestar emocional, reducir el estrés

Caminar para luego correr

Caminar y correr son dos formas diferentes de ejercicio cardiovascular que tienen sus propios beneficios. Algunas cosas a considerar incluyen:

- Impacto: Correr tiene un impacto más alto en las articulaciones que caminar, por lo que puede ser más duro para las rodillas, tobillos y pies. Caminar es una actividad con menor impacto y es una buena opción para personas con problemas de rodillas o tobillos, o para aquellos que están empezando un programa de ejercicios.
- Intensidad: Correr es una actividad cardiovascular de mayor intensidad que caminar, lo que significa que puede quemar más calorías en un período de tiempo determinado. Sin embargo, caminar a un ritmo sostenido también puede ser una forma efectiva de quemar calorías.
- Beneficios para la salud: Ambos, caminar y correr, son actividades que pueden mejorar la salud cardiovascular y reducir el riesgo de enfermedad crónica, como la diabetes y la hipertensión arterial.
- Lesiones: Correr tiene un mayor riesgo de lesiones que caminar, especialmente si se corre con demasiada frecuencia o se sobreentrena, es importante escuchar a tu cuerpo y adaptar la intensidad del ejercicio.
- Diversidad: Caminar y correr son actividades diferentes, ofrecen una variedad de opciones de entrenamiento, variando la intensidad y el objetivo, esto ayuda a no caer en la monotonía.

Caminar y correr son dos formas diferentes de ejercicio cardiovascular que pueden tener beneficios para la salud. Es importante escuchar a tu cuerpo y elegir una u otra, en función de tus objetivos y posibilidades.

Lesiones que se pueden producir al caminar

Caminar es una actividad física generalmente segura y bien tolerada, pero al igual que con cualquier tipo de ejercicio, pueden presentarse algunos problemas o lesiones. Algunos problemas comunes que pueden ocurrir al caminar incluyen:

- Dolor en las articulaciones: El caminar puede generar dolor en las articulaciones, especialmente en las rodillas y los pies, debido a la repetición del movimiento y el impacto continuo.
- Lesiones en los músculos: Los músculos de las piernas, especialmente los de la pantorrilla, pueden sufrir lesiones debido al estiramiento excesivo o al sobreuso.
- Lesiones de los pies: El caminar en superficies duras o con calzado inadecuado puede causar lesiones en los pies, como ampollas, callos y dolor en los arcos.
- Lesiones de espalda: El caminar con una mala postura o con una mochila desequilibrada puede causar dolor en la espalda.
- Deshidratación: Caminar en climas cálidos o húmedos puede generar deshidratación.

Sin embargo, caminar es una de las actividades físicas que menos impacto tiene y si se utiliza el calzado y ropa adecuada no genera ningún tipo de lesiones graves.

Calzado adecuado para caminar

El calzado adecuado es esencial para caminar de manera segura y cómoda. Al elegir el calzado para caminar, es importante tener en cuenta los siguientes aspectos:

- Soporte del arco: El calzado debe tener un buen soporte del arco para ayudar a mantener una buena postura y alinear correctamente la columna vertebral.
- Amortiguación: El calzado debe tener una buena amortiguación para ayudar a absorber el impacto del caminar y proteger los pies y las piernas de lesiones.
- Sujeción: El calzado debe tener un buen ajuste y sujeción para evitar que el pie se deslice dentro del zapato.
- Flexibilidad: El calzado debe ser lo suficientemente flexible para permitir que el pie se mueva naturalmente mientras caminas.
- Adecuado para el terreno: Si vas a caminar en terrenos irregulares o fuera de la carretera, es importante elegir un calzado que tenga suelas con un buen agarre y amortiguación para el terreno.
- Transpirable: El calzado debe ser transpirable para ayudar a mantener los pies secos y cómodos.
- Estilo de caminar: Si tienes un estilo de caminar específico, como pronación o supinación, es importante elegir un calzado diseñado para tratar ese problema particular.

Es importante recordar que el calzado se desgasta con el tiempo y es necesario reemplazarlos cada cierto tiempo. Además, si caminas con regularidad, es recomendable tener varios pares de zapatos y rotarlos para darles tiempo de recuperarse.

Ropa adecuada para caminar

La ropa adecuada para caminar debe ser cómoda, transpirable y fácil de moverse. Al elegir la ropa para caminar, es importante tener en cuenta los siguientes aspectos:

- Transpirabilidad: Es importante elegir prendas que sean transpirables para ayudar a mantener el cuerpo fresco y seco mientras se camina. Telas como el algodón, el poliéster o la malla son buenas opciones.
- Ajuste: Es importante elegir ropa que se ajuste bien al cuerpo, pero no tan ajustada que impida los movimientos. Prendas con cortes amplios y no ceñidos son ideales para caminar.
- Calidad: Es importante elegir ropa de buena calidad que sea resistente al desgaste y las arrugas, especialmente si se va a caminar en terrenos irregulares o en climas difíciles.
- Capas: En climas fríos es recomendable usar capas para poder ajustar la temperatura del cuerpo, esto permite quitarse o ponerse capas según sea necesario.
- Protección solar: Es importante protegerse del sol mientras se camina, especialmente en climas cálidos. Es recomendable elegir ropa con protección UV o usar un protector solar.
- Calzado: Es importante elegir calzado adecuado para caminar, debe ser cómodo, transpirable y proporcionar soporte y amortiguación.

La ropa adecuada para caminar debe ser transpirable, cómoda y fácil de moverse, y además, en caso de climas difíciles, debe ofrecer protección adecuada. Es importante recordar que es recomendable cambiar de ropa después de caminar para evitar infecciones o malestar.

Estiramientos antes y después de caminar

Estirar es muy importante y hay varios estiramientos que se recomienda hacer antes y después de caminar para ayudar a prevenir lesiones y mejorar la flexibilidad. Es importante recordar que siempre es necesario calentar antes de realizar cualquier tipo de estiramiento, unos minutos de caminar suave al principio es ideal.

Antes y después de caminar, es recomendable realizar estiramientos dinámicos en lugar de estáticos. Algunos ejemplos de estiramientos dinámicos que puedes hacer antes de caminar son:

- Caminar en el lugar durante unos minutos para calentar los músculos.
- Girar las piernas y los brazos en círculos para alargar los músculos.
- Realizar flexiones de talón para estirar los músculos de la pantorrilla.
- Hacer algunas zancadas para estirar los músculos de las piernas y los glúteos.
- Estiramiento de la pantorrilla: De pie, apoya el pie derecho detrás del izquierdo y dobla la rodilla izquierda. Mantén la posición durante unos segundos y repite con el otro pie.
- Estiramiento de la pierna: De pie, toma la rodilla derecha con las dos manos y acerca tu pie derecho hacia tu glúteo.

Mantén la posición durante unos segundos y repite con el otro pie.

- Estiramiento de la cadera: De pie, cruza una pierna detrás de la otra, mantén el talón del pie trasero en el suelo y dobla la rodilla delantera. Inclina el torso hacia adelante y mantén la posición durante unos segundos. Repite con la otra pierna.
- Estiramiento de la espalda: De pie, coloca las manos en las caderas y gira el torso hacia un lado. Mantén la posición durante unos segundos y repite con el otro lado.

Es importante recordar que es recomendable realizar estiramientos suaves y no forzar demasiado los músculos, y siempre escuchar a tu cuerpo.

¿Cuánto tiempo debemos caminar?

Caminar es una actividad física sencilla y accesible para la mayoría de las personas. Además de ser una forma eficiente de ejercitar el cuerpo, caminar tiene beneficios para la salud mental y emocional. Sin embargo, para obtener los beneficios completos de caminar, es importante dedicarle tiempo suficiente.

Según la American Heart Association, se recomienda caminar al menos 150 minutos a la semana, o 30 minutos al día, cinco días a la semana, sin embargo, algunas personas pueden necesitar más tiempo para alcanzar sus objetivos de ejercicio.

La duración del tiempo que se dedica a caminar puede variar dependiendo de cada persona y sus metas individuales. Por ejemplo, si el objetivo es perder peso, se recomienda caminar durante al menos 60 minutos al día, cinco días a la semana. Si el objetivo es mejorar la salud cardiovascular, se recomienda caminar durante al menos 30 minutos al día, cinco días a la semana.

Además del tiempo dedicado a caminar, es importante también considerar la intensidad del ejercicio. Caminar a un ritmo moderado es una forma eficiente de quemar calorías y mejorar la salud cardiovascular. Para aquellos que buscan aumentar la intensidad del ejercicio, se recomienda caminar a un ritmo más rápido o subir pendientes.

Otro factor a tener en cuenta es la frecuencia de caminar. Aunque se recomienda caminar al menos 30 minutos al día, cinco días a la semana, no es necesario hacerlo todo de una vez. Es posible dividir el tiempo en sesiones más cortas, como dos sesiones de 15 minutos al día o tres sesiones de 10 minutos al día.

En resumen, para obtener los beneficios completos de caminar, es importante dedicarle tiempo suficiente. Se recomienda caminar al menos 30 minutos al día, cinco días a la semana, pero la duración y la intensidad del ejercicio pueden variar dependiendo de las metas individuales de cada persona.

Programación para caminar

La programación para caminar puede variar dependiendo de las metas individuales y de la condición física. Sin embargo, a continuación, se presenta un ejemplo de una posible programación semanal para caminar como forma de ejercicio durante un mes:

Semana 1:

- Lunes: Caminar durante 20 minutos a un ritmo moderado.
- Martes: Descanso
- Miércoles: Caminar durante 25 minutos a un ritmo moderado.
- Jueves: Descanso
- Viernes: Caminar durante 30 minutos a un ritmo moderado.
- Sábado: Descanso
- Domingo: Caminar durante 35 minutos a un ritmo moderado.

Nota: si sientes que tienes capacidad, puedes empezar con la planificación de la semana dos, aunque si llevas mucho tiempo sin ejercitarte, lo recomendable es empezar con la programación tal y como se indica.

Semana 2:

- Lunes: Caminar durante 30 minutos a un ritmo moderado.
- Martes: Descanso

- Miércoles: Caminar durante 35 minutos a un ritmo moderado.
- Jueves: Descanso
- Viernes: Caminar durante 40 minutos a un ritmo moderado.
- Sábado: Descanso
- Domingo: Caminar durante 45 minutos a un ritmo moderado.

- **Semana 3:**

- Lunes: Caminar durante 50 minutos a un ritmo moderado.
- Martes: Caminar durante 40 minutos a un ritmo moderado
- Miércoles: Caminar durante 55 minutos a un ritmo moderado.
- Jueves: Caminar durante 30 minutos a un ritmo moderado
- Viernes: Caminar durante 60 minutos a un ritmo moderado.
- Sábado: Caminar durante 30 minutos a un ritmo moderado
- Domingo: Caminar durante 65 minutos a un ritmo moderado.

Semana 4:

- Lunes: Caminar durante 70 minutos a un ritmo moderado.
- Martes: Caminar durante 35 minutos a un ritmo moderado
- Miércoles: Caminar durante 75 minutos a un ritmo moderado.
- Jueves: Caminar durante 45 minutos a un ritmo moderado

- Viernes: Caminar durante 80 minutos a un ritmo
  moderado.
- Sábado: Caminar durante 40 minutos a un ritmo moderado
- Domingo: Caminar durante 85 minutos a un ritmo
  moderado.

Es importante recordar que se deben ir aumentando el tiempo y la intensidad del ejercicio gradualmente, para que el cuerpo se vaya adaptando y no sufrir lesiones. También es recomendable variar el recorrido o el terreno para evitar el aburrimiento y desafiar los músculos de manera diferente. Si se tiene alguna condición médica, es recomendable hablar con un médico antes de comenzar un programa de ejercicios.

Además, tenga en cuenta los siguientes puntos para ir aumentado resistencia y capacidad aeróbica:

- Puede aumentar la duración de sus caminatas cada semana para adaptarse a su capacidad y objetivo.
- Considere caminar en terrenos diferentes como subir y bajar cuestas, caminar en senderos, caminar en pendientes para mejorar la intensidad.
- Incorpore intervalos de caminar rápido durante su rutina para aumentar el ritmo cardíaco y quemar más calorías.
- Recuerda que es importante estirar antes y después de caminar para evitar lesiones.

Espero que esta tabla de ejercicios de caminar le sea útil. Siempre puede hacer ajustes y modificaciones según su capacidad y objetivos de ejercicios.

Consideraciones finales al iniciarte en las caminatas

Es importante aumentar el horario de caminatas de manera gradual para evitar lesiones y otros problemas de salud. Algunas pautas para aumentar el tiempo de caminatas incluyen:

Aumentar el tiempo de caminata en un 10% a la semana: Si actualmente caminas por 30 minutos, trata de aumentar el tiempo de caminata en 3 minutos la próxima semana, y continúa aumentando el tiempo de caminata en un 10% cada semana.

Escuchar a tu cuerpo: Si sientes dolor o cansancio excesivo después de una caminata, detente y descansa. Si los síntomas persisten, es posible que necesites reducir el tiempo de caminata.

Intercalar días de descanso: Es importante intercalar días de descanso para permitir que el cuerpo se recupere y se fortalezca. Por ejemplo, si caminas todos los días, puedes descansar un día a la semana y caminar solo cinco días a la semana.

Variar las rutas: Es importante variar las rutas al caminar para evitar lesiones causadas por el uso excesivo de las mismas zonas del cuerpo.

Escoger un horario adecuado: Es importante elegir un horario en el que se esté fresco y se tenga energía, si es posible caminar en la mañana o en la tarde temprano, evitando las horas de mayor calor.

Recuerda siempre consultar a un médico antes de comenzar cualquier programa de ejercicios y seguir sus recomendaciones.

Bibliografía

Cristi-Montero, Carlos (2013) *¿Es suficiente recomendar a los pacientes salir a caminar? Importancia de la cadencia*. Nutrición Hospitalaria. vol.28 no.4 Madrid jul./ago. 2013.

Gros, Frédéric (2014) Andar, una filosofía. Taurus

Kelley, D.A. George A. (2021) *Walking and resting blood pressure in adults: A Meta-analysis*. Preventive Medicine Volume 33, Issue 2, August 2001, Pages 120-127

Johansson, Marcus y otros (2011) *Psychological Benefits of Walking: Moderation by Company and Outdoor Environment*. Health and Well-Being

Kagge, Erling (2019) Caminar: Las ventajas de descubrir el mundo a pie. Editorial Taurus.

Molina Zúñiga, Rodrigo (1998) *El ejercicio y la salud, "La Caminata", beneficios y recomendaciones*. Revista Costarricense de Salud Pública vol.7 n.12 San José jul. 1998.

Organización Mundial para la Salud. (2010). *Recomendaciones mundiales sobre actividad física para la salud*. OMS

Qiu, Shanhu y otros. (2014) Impact of Walking on Glycemic Control and Other Cardiovascular Risk Factors in Type 2 Diabetes: A Meta-Analysis. Lamberto Manzoli, University of Chieti, Italy.

Reymúndez, Carolina (2020) Millones de pasos: Caminar y contar. Geoplaneta.

Streets, Annabel (2022) 52 maneras de caminar: Descubre los beneficios físicos, emocionales y espirituales del arte del paseo. Diana Editorial.

Índice